AF314347

Le Secret professionnel

en médecine

DU MÊME AUTEUR

Du mode d'action de l'alcool sur l'économie ; l'alcool comme toxique et comme déshydratant.

(Revue de médecine, janvier 1902.)

Des oscillations rythmiques de la tête chez les aortiques ; signe de Musset.

(Revue de médecine, mai 1902.)

Rétrécissements du champ visuel chez des rachitiques et variations de ces rétrécissements.

(Presse médicale, 30 juillet 1902.)

Œdèmes et hydrorrhées au cours des néphrites chroniques.

(Revue de médecine, octobre 1902.)

CHARTRES. — IMPRIMERIE DURAND, RUE-FULBERT.

Dr Charles Valentino

Le Secret
professionnel
en médecine

Sa Valeur sociale

Préface par M. JULES CLARETIE,
de l'Académie française.

C. Naud, Éditeur
3, rue Racine, Paris.
1903

PRÉFACE

—

Monsieur,

J'ai lu avec un profond intérêt le manuscrit que vous avez bien voulu me confier et je vous fais tous mes compliments pour le talent que vous y avez déployé. Je ne suis pas de votre avis et j'en reste à la vieille conception avec laquelle j'ai vécu : partout et toujours, le médecin doit garder le secret du malade. Je suis de mon temps et j'admirerai jusqu'à la fin Larrey répondant à ceux qui lui demandent s'il a dans son service des insurgés de la veille : « Je n'en sais rien, je n'ai que des blessés et ils sont à moi ; seul j'y puis toucher ! »

Je sais bien que « le secret professionnel », que vous étudiez n'a rien à voir avec ce secret là ; mais, quand on commence à « distinguer », on arrive bien vite à capituler. Donc, je ne suis de votre avis que sur un point et ce point est celui-ci : il est toujours bon de soulever une question redoutable et il est excellent qu'un libre esprit ne soit pas de l'avis de la majorité. Qui sait si ce que je regarde encore comme une opinion paradoxale ne sera pas demain une vérité acceptée ? Vous avez courageusement pris parti dans une intéressante querelle et vous avez excellemment combattu pour votre idée, accumulant les arguments et apportant, comme on dit, votre contribution à la solution d'un problème moral.

Je n'avais pas lu vos précédents travaux, que les juges compétents disent très remarquables. Mais au point de vue philosophique et littéraire, j'ai lu votre nouvelle œuvre et j'en suis réellement frappé ; quel que soit l'accueil qu'on lui fasse, vous aurez été brave et vous aurez été utile : deux qualités primordiales pour un médecin.

Vous avez raison, Monsieur, de vouloir inculquer dans l'esprit du peuple cette idée qu'une maladie n'est jamais humiliante. La honte en pareil cas a produit plus de maux que les affections morbides elles-mêmes. Par là votre travail offre un intérêt tout particulier et sur ce point il me semble juste. Nous

ne sommes pas, comme vous le dites fort
bien, responsables de nos maladies. Nous en
souffrons, nous en mourons. Je vous demande
seulement d'avoir le droit d'en souffrir et d'en
mourir en silence.

Mais, comment pourrais-je vous reprocher
de vouloir sacrifier l'intérêt passager de l'individu à l'avenir sacré de la race ? Vous allez
jusqu'à refuser à bien des pauvres diables le
droit de procréer. Vous faites passer les fian-
cés à la conscription. Vous inventez les refusés du mariage. Que deviendront-ils, ceux-là,
dans votre société devenue aussi purement
utilitaire ? Ils regretteront les cellules du
moyen âge où ils pouvaient traduire les auteurs anciens ou enluminer les missels. J'ai
pour les êtres dolents trop de pitié pour les
sacrifier ainsi. Il y a des cœurs souvent haut
placés, il y a des pensées et des rêves dans
ces corps débiles. Et ils ne m'en semblent
que plus douloureux et plus sacrés. Le monde
ne leur serait plus qu'un vaste lazaret. Les
médecins, après les avoir frappés de leurs
arrêts n'en arriveraient-ils point à leur imposer un costume, une livrée ? N'aurions-nous
pas les forçats à perpétuité de la maladie ?

— 4 —

Je vais trop loin, je le sais bien. J'ai l'air
de pousser jusqu'à l'exagération votre sys-
tème. Mais vous m'avez, Monsieur, demandé
mon avis, je vous le donne ; et je vous le
donne d'autant plus volontiers que votre thèse
est soutenue avec le talent le plus rare, dans
le style le plus net et le plus franc, et que
votre éloquence a plus d'accent et de virilité.
J'admire, le mot n'est pas trop fort, la façon
dont vous défendez votre idée, âpre et vio-
lente en apparence, généreuse au fond, très
généreuse. Car quel est votre but ? la santé
et le bonheur de l'humanité. Et — qui sait ?
—je me crois plus pitoyable que vous : peut-
être êtes-vous un meilleur humanitaire que
moi.

Dans tous les cas, Monsieur, vous êtes un
écrivain ; permettez-moi de vous en féliciter
en vous remerciant du plaisir que j'ai pris à
lire vos pages incisives, alors même qu'elles
faisaient naître des objections dans mon esprit. Ah ! vous n'êtes pas neutre ! Je vous en
fais mon compliment et de tout cœur.

Votre dévoué,

Jules CLARETIE.

24 octobre, 1902.

L'auteur s'excuse d'aborder un sujet déjà
traité — et si brillamment — par des maîtres ;
il sait que les esprits les plus distingués s'accordent à faire du secret médical un éloge
enthousiaste et sans réserve : mais il veut
opposer à ces enthousiasmes une opinion
quelque peu différente, qui lui est chère, et
qu'il croit bonne.

Cette opinion — toute personnelle — l'auteur la produit dans un travail plein de réfé-
rences rigoureuses et constamment dominé
par le souci d'une amélioration sociale.

Le secret professionnel y est considéré
dans son ensemble, en tant que principe, et
non pas dans tel ou tel cas particulier.

Sous des apparences peut-être paradoxales,
le lecteur verra les termes d'une conviction
acquise par l'étude, raisonnablement mûrie
et honnête ; on peut s'écarter des sentiments
vulgaires sans tomber dans le paradoxe.

CHAPITRE PREMIER

LE SECRET MÉDICAL

Le secret professionnel, considéré par le corps médical comme un principe d'honnêteté élémentaire, domine la déontologie de sa puissance incontestée et jouit de toutes les préséances; inévitable, intangible, vénéré depuis des temps immémoriaux, il plonge dans chaque conscience des racines chaque jour plus vieilles et plus fortes.

Ses indications s'étendent et s'affirment à mesure que le praticien — poussé par l'évolution scientifique — occupe dans la société une place plus considérable et prend plus étroitement contact avec sa clientèle.

On sait, maintenant, que le traitement d'une maladie ne découle pas — immuable — du diagnostic, mais trouve la plupart de ses indications — et les meilleures — dans les circonstances prémonitoires ou contempo-

raines de l'affection et qui en constituent l'étio-
logie ; on sait que le médecin appelé en
consultation doit mettre en œuvre toute la
sagacité dont il dispose ; qu'il doit, non seulement poser un nom sur un état morbide,
mais creuser la vie du sujet pour y décou-
vrir l'incident — surmenage, souci, privation
ou débauche — qui, sans importance pour le
vulgaire, a néanmoins toute la valeur d'une
cause déterminante et d'un avertissement.

Et, notons bien que le médecin — par sa
qualité même — accède à tous les milieux ; et
que, grâce à ses talents d'inquisiteur très psy-
chologue, il sait en pénétrer — voire à l'insu
de ses clients — l'intimité la plus profonde.

C'est alors qu'ayant quitté le lit du malade,
étant rentré dans la vie commune, le médecin doit garder le secret le plus absolu sur
tout ce que sa profession lui a révélé. Il a,
dans la circonstance, toute l'envergure du
confesseur ; sa personnalité est double ; il est
tantôt celui qui soigne et qui soulage ; tantôt,
simplement, l'homme du monde : celui-ci
ignorant l'autre.

Et vraiment, si l'on remarque que de toutes
les souffrances et de toutes les misères, le mé-

decin connaît celles-là seulement qui veulent
bien se révéler ; que, si toutes ces misères
et toutes ces souffrances demeuraient silen-
cieuses, le médecin — malgré son érudition
- - n'en connaîtrait aucune, on comprend que
la discrétion soit de rigueur ; l'observation
clinique, en dépit de ses dehors froidement
scientifiques, a bien l'allure d'une confidence ;
et ce n'est pas seulement au confident qu'appartient une confidence, mais aussi — et très
largement — à son auteur.

En vertu de ces considérations, il conve-
nait de donner à ce terme de confidence une
ampleur généreuse, capable de comprendre
également les aveux du malade et les décou-
vertes du médecin ; car — ne l'oublions pas
— le malade, en se livrant au praticien, aban-
donne avec une même confiance son esprit
et son corps, ignorant de leur valeur et des
réflexions qu'ils feront naître.

« Pour nous, dit le P' Brouardel (1), le secret est non pas seulement ce qui nous a été
confié, mais ce que nous avons vu, entendu,

----

(1) BROUARDEL. *Le secret médical*, p. 240.

compris, à l'occasion de nos fonctions médicales. »

Les médecins ont toujours été d'accord à ce sujet, comme l'indiquent les textes anciens : on trouve notamment dans le fameux serment d'Hippocrate : « Quoique je voie ou entende dans la société, pendant l'exercice ou même hors de l'exercice de ma profession, je tairai ce qui n'a jamais besoin d'être divulgué, regardant la discrétion comme un devoir en pareil cas. » Et dans les statuts émis au XVIe siècle par la Faculté de médecine de Paris : « *Egrorum arcana, visa, audita, intellecta, eliminet nemo.* »

De sorte que, en résumé, le secret s'impose pour tous les faits d'ordre médical ou extra-médical venus à la connaissance du médecin en tant que médecin.

Les tribunaux confirment pleinement cette manière de voir, par application de l'article 378 du Code pénal : « Les médecins, chirurgiens et autres officiers de santé, ainsi que les pharmaciens, les sages-femmes et autres personnes dépositaires, par état ou profession, des secrets qu'on leur confie, qui, hors les cas où la loi les oblige à se porter dénonciateurs, auront révélé ces secrets, seront punis d'un emprisonnement de un mois à six mois, et d'une amende de 100 à 500 francs. »

En outre, le client victime d'une indiscrétion peut intenter à son médecin une action en dommages et intérêts, en invoquant l'article 1382 du Code civil : « Tout fait quelconque de l'homme qui cause à autrui un dommage, oblige celui par la faute de qui il est arrivé, à le réparer. »

Cependant, il convient de noter la situation exceptionnelle du médecin de l'état civil, du médecin expert près les tribunaux et du médecin des compagnies d'assurances. Ceux-ci sont imposés aux intéressés avec la mission d'accomplir une enquête ; ils s'introduisent dans les familles — par ordre — sans y avoir été appelés ; ils ne reçoivent aucune confidence et loin d'être astreints au secret absolu, ils sont obligés d'adresser à l'autorité dont ils relèvent des rapports médicaux très exacts. Au sujet des médecins des compagnies d'assurances dont la position souvent délicate a pu soulever quelques discussions, voici ce que pense le Pr Brouar-

del (1) : « Le médecin de la compagnie n'a
pas été appelé à pénétrer dans le sein de la
famille, il n'a pas pu recevoir ou surprendre
quelque secret... Le devoir du médecin est
de vérifier si quelque lésion existe et dans
quelle mesure elle peut modifier les risques
de la compagnie au nom de laquelle il pro-
cède. Là, plus de secret professionnel ; le
candidat dit ce qu'il croit devoir dire au
médecin ; il sait que le médecin a charge de
compléter ses confidences et il se livre à
lui... Il veut faire une affaire très légitime,
suggérée par un mobile très respectable, celui de conserver la fortune de sa famille ;
il a débattu les conséquences de sa demande,
etc., etc. »

Sauf ces cas tout particuliers, le silence
est constamment de rigueur. Pour ce qui
concerne les faits d'ordre médical, le médecin doit tenir également secrets la nature des
affections, leur pronostic et les circonstances plus ou moins intimes qui ont pu les
provoquer. Toute révélation portant sur ces
faits est coupable, sans qu'il soit tenu aucun

____

(1) BROUARDEL. *Loc. cit.*, p. 90 et suiv.

compte des intentions du révélateur ; jusqu'en 1885, les légistes estimaient que « la
révélation n'est délictueuse que si elle a été
faite dans l'intention de nuire (1) ». L'arrêt
de la Cour de cassation (2), dans la fameuse
affaire Watelet, a complètement infirmé cette
opinion : « Attendu que cette disposition
(art. 378) est générale et absolue et qu'elle
punit toute révélation du secret professionnel, sans qu'il soit nécessaire d'établir à la
charge du révélateur l'intention de nuire ;

« Que c'est là ce qui résulte, tant des
termes de la prohibition que de l'esprit dans
lequel elle a été conçue ;

« Attendu qu'en imposant à certaines
personnes, sous une sanction pénale,
l'obligation du secret, comme un devoir de
leur état, le législateur a entendu assurer
la confiance qui s'impose dans l'exercice de

---

(1) HÉMAR. *Le secret médical* (*Annales d'hygiène*, 2ᵉ
série, 1869, t. XXXI, et *Soc. méd. légale*, t. I, p. 161), cité
par BROUARDEL. *Loc. cit.*, p. 15.

(2) Chambre criminelle de la Cour de cassation, 19 décembre 1885 (rejet du pourvoi de Jean Watelet contre un arrêt
rendu le 5 mai 1885 par la Cour d'appel de Paris, Chambre
correctionnelle qui l'a condamné à 100 francs d'amende, etc...).

certaines professions et garantir le repos
des familles qui peuvent être amenées à révéler leurs secrets par suite de cette confiance nécessaire ;

« Que ce but de nécessité et de protection
ne serait pas atteint si la loi se bornait à ré-
primer les révélations dues à la malveillance
en laissant toutes les autres impunies ;

« Que le délit existe dès que la révélation
a été faite avec connaissance, indépendam-
ment de toute intention de nuire... »

Le médecin est donc tenu au secret le
plus étroit ; il y est tenu en toutes circonstances, et même devant les tribunaux.
D'après l'article 80 du Code d'instruction
criminelle « toute personne citée pour être
entendue en témoignage sera tenue de comparaître et de satisfaire à la citation ; sinon
elle pourra y être contrainte par le juge
d'instruction, qui, à cet effet, sur les conclu-
sions du procureur de la République, sans
autre formalité, ni délai, et sans appel, pro-
noncera une amende qui n'excédera pas
100 francs et pourra ordonner que la personne
citée sera contrainte par corps à venir donner
son témoignage ». De nombreux arrêts ont

décidé de soumettre le médecin à cette règle
commune, et notamment celui-ci (1) :

« Considérant qu'aucune loi ne dispense
les médecins de comparaître comme témoins
devant la justice et d'y prêter le serment prescrit ; qu'en interdisant la révélation des secrets
qui leur sont confiés dans l'exercice de leur
profession, l'article 378 n'a pas dit qu'ils ne seraient pas appelés en témoignage ; qu'en effet,
ils peuvent être invités à s'expliquer sur des
faits qui ne sont pas couverts par le secret professionnel, et que c'est seulement quand les
questions leur sont posées qu'il leur appartient de déclarer s'il leur est possible ou
non d'y répondre. »

Par conséquent, le médecin cité comme
témoin dans une affaire, doit comparaître ;
mais il peut se retrancher à volonté derrière
le secret professionnel : « Attendu, dit un
arrêt du Tribunal civil du Havre (2), qu'aux
termes d'une jurisprudence constante, celui
que la loi oblige au secret professionnel est
seul juge, dans son âme et conscience, de la

___

(1) Cour d'assises de la Seine, affaire d'avortement du 11
avril 1877.

(2) Tribunal civil du Havre. 1re Chambre. 30 juillet 1886.

question de savoir s'il a été ou non consulté sous le sceau du secret ; que, dans l'espèce, le D' Boutan affirme qu'il se considère comme astreint au secret et qu'il ne peut, dès lors, sous aucun prétexte, être contraint de violer ce secret... » ; de même, un jugement du Tribunal de commerce (1) dit, en parlant du médecin « que lui seul est juge de la question de savoir si le fait dont il a reçu communication par état ou profession lui a été confié sous le sceau du secret ».

Et, tout récemment, un arrêt de la Cour de cassation (2) décide que « le témoignage d'un médecin provoqué et fourni dans une enquête au mépris de la prohibition édictée par l'article 378 du Code pénal, et en violation des règles du secret professionnel, ne peut servir de fondement à une décision de justice ». De sorte que si le médecin cité comme témoin dans un débat judiciaire est tenu de se présenter, il lui est du moins loisible de ne pas déposer : « Il est admis que le médecin peut refuser de déposer, non seulement sur les

(1) Tribunal de commerce. 4 juillet 1889.
(2) Chambre civile de la Cour de cassation, 1ᵉʳ mai 1899.

faits révélés confidentiellement, mais aussi sur les faits confidentiels par leur nature même, et cette faculté lui laisse une grande latitude... La formule : *je considère comme confidentiels*, sauvegarde tous les intérêts du client du médecin (1). »

Et pour qu'aucun doute ne puisse exister sur ces points, pour que la situation ne souffre d'aucune équivoque, les tribunaux ont identifié d'une façon complète les obligations du médecin et de l'avocat : « Attendu, dit un arrêt de la Cour de Grenoble (2), que cette disposition de la loi, dictée par la morale, l'ordre public et l'honneur des familles, a été appliquée par la Cour de cassation aux avocats dont on avait invoqué le témoignage ; elle aurait exprimé dans un arrêt du 5 août 1816 que toute confidence secrète faite à un avocat ne pourrait être révélée à la justice sans trahir le secret du cabinet ; dans un autre arrêt du 20 janvier 1826, qu'un avocat qui a reçu des révélations qui lui ont été

------

(1) VIBERT. *Précis de médecine légale*, p. 757.

(2) Cour d'appel de Grenoble, affaire Rémusat, 23 août 1828.

faites à raison de ses fonctions, ne pourrait, sans violer les droits spéciaux de sa profession et la foi due à ses clients, déposer ce qu'il aurait appris de cette manière : qu'il n'est point obligé de déclarer comme témoin ce qu'il ne sait que comme avocat ; dans un arrêt du 28 février 1828, que les avocats ne sont pas tenus de révéler ce qu'ils ont appris par suite de la confiance qui leur est accordée ; que c'est aux avocats appelés en témoignage à interroger leur conscience, à discerner ce qu'ils doivent dire de ce qu'ils doivent taire ;

« Attendu que si un arrêt de la même Cour, à la date du 14 septembre 1827 a validé la déposition d'un avocat appelé devant une Cour d'assises, cela a été par le motif que la déposition de cet avocat ne portait que sur des faits qui étaient venus à sa connaissance autrement que dans l'exercice de sa profession d'avocat ;

« Attendu que l'on ne peut contester que les médecins, chirurgiens, appelés en témoignage, doivent, comme les avocats, comme toutes les personnes soumises à l'empire de la loi, déclarer à la justice tout ce qui est à leur connaissance, autrement que comme dépositaires par état des secrets confiés... »

Le seul cas où le médecin puisse déroger au secret professionnel, sans transgresser la loi, est désigné par l'article 30 du Code d'instruction criminelle : « Toute personne qui a été témoin d'un attentat soit contre la sûreté publique, soit contre la vie ou la propriété d'un individu est tenu d'en donner avis au ministère public », et le médecin n'y échappe pas, car M. Bruno Lacombe qui est une autorité en la matière, dit (1): « L'injonction faite à tout citoyen de dénoncer les crimes dont il a pu être témoin, lorsqu'elle s'adressera au médecin, et lorsque celui-ci se trouvera dans cette situation toute spéciale, aura tout au moins la force d'annuler pour lui la défense de l'article 378 et de l'autoriser à parler. »

Nous remarquerons que l'article 30 du Code d'instruction criminelle ne comporte pas de sanction et qu'il ne saurait dès lors exercer aucune contrainte.

Nous pouvons donc conclure de cet exposé

____

(1) Bruno Lacombe. *Le secret professionnel en médecine*, discours prononcé à l'audience solennelle de rentrée de la Cour de Bordeaux, le 16 octobre 1885, p. 25 et 26.

que le secret médical ne souffre pas d'excep-
tion et qu'il garde en toutes circonstances
toute son intégrité ; personne n'a qualité pour
relever le médecin du secret, pas même le
malade ; les maîtres estiment, en effet, que
le profane — incapable d'apprécier les maladies à leur juste valeur — ne peut envisager
avec exactitude la portée d'une révélation.
Le Pr Brouardel, notamment, s'exprime
ainsi (1) : « Le secret de notre client est
tellement le nôtre, à nous médecins, que
lui, client, ignore souvent ou son existence
ou son étendue ; il ne peut pas nous en libé-
rer parce que lui-même ignore ce dont il
nous délie. »

Les tribunaux sont du même avis, ainsi
qu'il ressort de l'arrêt suivant (2) : « L'obligation du secret continue d'exister dans le
cas même où celui que les faits concernent
et qui les a confiés en demande la révélation»,
et M. Bruno Lacombe pense (3) «que si l'auto-
risation de révéler donnée par le client peut

(1) BROUARDEL. *Loc. cit.*, p. 240.
(2) Cour de Montpellier, 24 septembre 1827.
(3) BRUNO LACOMBE. *Loc. cit.*, p. 22.

être à bon droit opposée comme une fin de non-recevoir à l'action en dommages-intérêts qu'il croirait pouvoir intenter à raison du fait de la révélation, elle ne saurait nullement faire obstacle à la poursuite exercée à l'occasion du même fait par le ministère public. »

De telles mesures contribuent à entourer la profession médicale de la confiance et de la considération nécessaires », comme dit un arrêt de la Cour de Montpellier (1).

---

(1) Cour de Montpellier, 24 septembre 1827.

CHAPITRE II

LES EFFETS SOCIAUX DU SECRET MÉDICAL

Le principe du secret médical que tous les auteurs, depuis Hippocrate jusqu'à nos contemporains, prescrivent avec une énergie constante comme un devoir d'honneur et d'abnégation, perd quelque peu de son éclat, à l'analyse. Car il apparaît indiscutable que ce principe, si vigoureux malgré son archaïque vétusté, est établi sur le robuste granit de l'intérêt individuel : et c'est bien là le motif de son éternelle jeunesse.

Nous croyons, en effet, devoir insister sur ce point que le secret médical assure au malade comme au médecin d'inestimables avantages.

La situation du malade, dans la société présente, est difficile ; car, physiologiquement, toute affection, quelle qu'elle soit, locale ou généralisée, acquise ou héréditaire, constitue

pour l'individu une indéniable infériorité ;
et, cette infériorité physique, dans l'état
actuel des choses, entraîne toujours une plus
ou moins grande dépréciation morale.

L'infériorité physique, incontestable dans
les affections graves, ne saurait être mise en
doute dans les affections bénignes, pour peu
qu'on y réfléchisse : toute atteinte, si légère
et si locale soit-elle, outre l'impotence fonctionnelle qu'elle occasionne, retentit dans une
mesure plus ou moins large, mais toujours
réelle sur l'organisme entier. Elle oblige cet
organisme, dans l'intérêt de sa propre défense, à une énorme suractivité fonctionnelle,
modifie l'équilibre et la forme des processus
normaux, diminue les forces vitales et per-
vertit les facultés d'adaptation et de résis-
tance. Toute défaillance de l'organisme,
même minime, est un appel à la maladie et
nécessite des précautions. Il résulte de ces
circonstances que le malade — du fait même
de sa maladie — perd un peu de sa valeur
sociale.

Sa situation morale, dans la société, s'en res-
sent : tantôt ce sont les condoléances qu'ap-
portent autour de lui les gens solides : mais ces

condoléances sont un prétexte à s'informer :
la maladie est-elle grave ? durera-t-elle long-
temps ? est-elle dangereuse pour les voisins ?
Et, sous toutes ces démarches, s'étale l'or-
gueil des santés intactes que des dehors
compatissants et charitables sont impuis-
sants à masquer. Tantôt, et plus particulièrement pour certaines maladies que l'opinion
publique a déclarées honteuses, c'est l'allusion cinglante non déguisée. Pour les affections syphilitiques, nous avons souvent
trouvé ce dernier mode de compassion,
quelquefois même — la chose est vraiment
inconcevable — dans des milieux médicaux.

Condoléances félines ou injures franches,
ce ne sont que des variétés d'amertume dans
le calice du faible, c'est toujours le triomphe
du fort dans la sélection, l'affaissement moral
de l'inférieur.

Jusqu'à présent, et quel qu'ait été l'esprit
des lois sociales, jamais le faible ne s'est
trouvé protégé contre l'odieuse et brutale
sélection. A Sparte, constamment préoccupée
de l'intérêt collectif, « un père n'était pas
maître d'élever l'enfant qui venait de lui
naître ; il devait le porter dans un lieu appelé

Leschée, où s'assemblaient les plus anciens de chaque tribu. Ceux-ci visitaient l'enfant, et s'il était bien constitué et de complexion robuste, ils ordonnaient qu'on le nourrît, et lui assignaient pour son apanage une des 9000 parts de terre ; s'il était chétif ou contrefait, ils l'envoyaient jeter dans un gouffre voisin du mont Taygète et qu'on appelait les Apothètes ; ils ne voyaient aucun avantage, ni pour lui-même, ni pour l'État, à le laisser vivre, destiné comme il l'était dès son enfance, à n'avoir jamais ni santé, ni vigueur (1) ».

Dans notre société actuelle, où le souci de la collectivité est faible, un malade pauvre atteint d'une affection sérieuse et de quelque durée est implacablement perdu. Chassé des ateliers comme incapable, quelquefois même abandonné par tous les siens, il tombe vite dans le dénûment le plus complet et mène — d'hôpital en hôpital — une existence misérable jusqu'à la mort ; la société l'assassine avec discrétion, mais à coup sûr.

---

(1) Plutarque. *Vie des hommes illustres* (Lycurgue, traduction Ricard), 1838, t. I, p, 157, § 25.

Et, devant cette absence de soutien effectif ou moral, l'on ne saurait s'étonner que l'inférieur ait comme premier soin de cacher son infériorité ; il est sûr de cette façon, autant qu'il pourra sauver les apparences, de ne provoquer aucune répulsion, aucune raillerie, de conserver toutes les prérogatives sociales de l'homme sain, le libre accès dans les salons et dans les ateliers, la facilité au mariage, la considération publique.

Mais, notons-le bien, le malade n'apprécie le secret médical que s'il y trouve son intérêt ; car, pour peu qu'il entrevoie un bénéfice à déclarer sa maladie, comme le gain d'un procès ou l'obtention d'une indemnité, le secret médical devient un gêneur dont il veut s'affranchir ; et l'on peut voir, dans bien des circonstances, des gens qui affectent d'ordinaire un ardent enthousiasme pour le secret médical et son caractère intangible, déroger complètement à leurs convictions, par convenances personnelles et demander à leur médecin une divulgation aussi large que possible.

Le médecin, de son côté, est lié au secret médical par de puissants intérêts et, tout d'abord, par celui-ci qui les prime tous, de respecter les désirs de ses clients ; du seul fait que les malades réclament le secret, les médecins l'accordent ; car, dans l'état actuel, le médecin est le salarié des malades, et, comme tel, dans une certaine mesure, leur serviteur. La situation du médecin vis-à-vis de ses malades est de tous points semblable à celle du commerçant vis-à-vis de ses pratiques : le médecin vend ses ordonnances comme le boulanger son pain, et l'on change de médecin comme de boulanger lorsque l'un ou l'autre manque de capacités ou de complaisance. Présentement, on ne concevrait pas un médecin insurgé contre les désirs de sa clientèle et la concurrence est si tenace qu'elle oblige souvent les plus indépendants à accommoder leurs principes aux nécessités quotidiennes — sous peine de ne pas trouver à vivre.

Dans le cas particulier, d'ailleurs, le médecin n'a pas à violenter ses propres tendances pour observer le secret médical ; car il trouve dans ce principe un refuge précieux, un moyen très efficace de se soustraire aux événements ; des seuls mots : « *Je considère comme confidentiel* », il s'assure une irréductible tranquillité : il peut demeurer à l'abri de ces affaires scandaleuses où le prestige s'étrique, éviter les dépositions et les longues procédures qui consomment le temps sans rémunération, se dispenser des initiatives difficiles, se réserver dans l'existence une activité restreinte, constamment soucieux de soulager et de guérir, mais — en dehors de cet idéal — plein d'indifférence et d'égoïsme.

Il importe que ces considérations soient étayées sur des faits exacts : et, dans ce but, je dois transcrire l'avis d'un éminent praticien, professeur à l'une de nos grandes facultés, qui récemment, m'ayant vanté le secret médical, dit en conclusion : « Vous serez bien content, dans certaines circonstances difficiles, de vous retrancher derrière lui. » Et quoique cette parole me vienne d'un maître, je me demande avec inquiétude si c'est servir convenablement la société que de considérer le mutisme professionnel comme un abri et ne s'en départir jamais...

Ce mutisme constant est-il bien en accord avec les intérêts sociaux?

*
* *

M. Bruno Lacombe dit à ce sujet (1) : « La loi, nous ne saurions trop le répéter, s'est inspirée de raisons plus hautes. C'est l'intérêt social qu'elle a en vue, non le seul intérêt de la personne qui a confié un secret au médecin. Elle a puni la révélation en elle-même et pour elle-même, parce qu'elle a vu dans la révélation une atteinte portée à l'ordre public. Elle a voulu protéger le malade contre sa propre faiblesse, et lui donner l'absolue certitude que jamais, quoi qu'il arrive, et le voulût-il un jour, rien ne sera trahi de ce qu'il apprend ou livre à l'homme de l'art de lui-même et de ses misères. Elle a voulu, enfin, protéger la pudeur publique toujours prompte à s'émouvoir quand il s'agit de choses d'un ordre aussi intime, contre le scandale des révélations. »

La pudeur publique repose sur des sentiments éminemment mobiles, rarement établis sur des bases sérieuses, et vraiment, une loi qui s'appuie sur de telles données risque fort de ne satisfaire que des préjugés

---

(1) Bruno Lacombe. *Loc. cit.*, p. 22.

— au détriment de considérations plus importantes.

La société a toute la valeur d'une association d'individus soucieux, par la mise en commun des forces respectives, de s'assurer un maximum de jouissances et l'on conçoit que la prospérité de l'association réside non pas tant dans le nombre des sociétaires que dans la valeur de chacun d'eux. Si bien que chaque infériorité est un préjudice pour la masse. L'individu inférieur — tout d'abord et avant tout — est un encombrement ; il consomme autant, sinon plus, que quiconque mais produit moins ; il constitue en outre un véritable danger : on sait, en effet, que toute altération, quelle qu'elle soit, est capable de se perpétuer par l'hérédité ; de sorte que l'inférieur — livré à ses propres ressources — apparaît vraiment incapable d'engendrer autre chose que des inférieurs. Une récente communication à l'Académie des Sciences (1) souligne ces faits et montre, par

(1) Cette communication, en date du 7 juillet 1902, vise les travaux de MM. Charrin, Delamarre et Moussu sur la transmission expérimentale des tares morbides acquises. Une fe-

une habile expérimentation, avec quelle ténacité se transmettent aux descendants les lésions des générateurs.

Bien plus, certaines maladies sont un péril absolument immédiat par la propagation possible d'un contage. Il y a donc pour l'autorité sociale un intérêt majeur à connaître les malmenés de l'existence, afin qu'elle prenne autour d'eux — contre l'hérédité et la contagion — les mesures prophylactiques capables d'entraver toute extension morbide.

La société actuelle est parfaitement consciente de sa lourde responsabilité et de ses obligations. Elle est toute disposée à distribuer de paternels secours ; mais encore faut-il que les nécessiteux se déclarent.

Or, par sa définition même, le secret médical dissimule toutes les tares, les tient ignorées aussi complètement que possible, et, de cette façon, au grand détriment de la communauté, arrête l'intervention sociale.

Il suffit, pour s'en rendre compte, de considérer les faits ; ils ont leur éloquence.

---

melle, dont un organe a été mécaniquement délabré, engendre des rejetons qui, tous, présentent, à des degrés divers, des altérations du même organe.

Afin d'empêcher la transmission des maladies infectieuses, la société a cru pouvoir émettre le 30 novembre 1892 une loi obligeant le médecin à déclarer les maladies épidémiques qu'il constate (article 15); cette loi est complétée par un arrêté ministériel du 23 novembre 1893, lequel, dans son premier article, énumère les maladies visées : ce sont la fièvre typhoïde, le typhus exanthématique, la variole et la varioloïde, la scarlatine, la diphtérie, la suette militaire, le choléra et les maladies cholériformes, la peste, la fièvre jaune, la dysenterie, les infections puerpérales, lorsque le secret au sujet de la grossesse n'aura pas été réclamé, et l'ophtalmie des nouveau-nés.

Le médecin doit adresser sa déclaration au maire de la commune et au préfet du département, lesquels avisent aussitôt les intéressés des procédés de désinfection qu'ils sont tenus d'employer; au cas où les intéressés seraient indigents, la commune se charge des frais.

Or, cette loi, dont on doit admirer l'esprit de profonde sagesse, « a toujours soulevé de nombreuses réclamations de la part du corps médical », et, en raison même de ces résistances, elle « a été peu observée » (Lavarenne) ; les médecins considèrent en effet la déclaration obligatoire comme une violation du secret professionnel ou — disons mieux — comme « en opposition avec leurs intérêts » (Labbé) (1).

Si de tels sentiments sont bien exacts, il est regrettable que le corps médical ait pu s'oublier jusqu'à faire passer ses propres avantages avant le bien public ; il est surtout regrettable qu'en affectant de se retrancher derrière le secret professionnel, il ait pu simuler impunément une intransigeante honnêteté.

Donc les mesures tentées jusqu'à présent pour enrayer la contagion sont restées vaines : le secret médical les a empêchées d'aboutir. Ce même principe du secret médical n'a permis d'entreprendre aucun effort contre l'hérédité.

Chaque jour, des jeunes gens atteints d'affections transmissibles se marient en pleine

---

(1) Voir à ce sujet LAVARENNE. *La nouvelle loi sanitaire* (*Presse médicale* du 22 décembre 1900).

VALENTINO.   3

contagion, cyniques de désinvolture ; chaque jour, des parents sont assez ignorants de leurs devoirs sociaux, assez dépourvus de scrupules pour laisser épouser des enfants qu'ils savent malades, sans en avertir le conjoint, comme on écoule une mauvaise marchandise. Les exemples en foisonnent : M. Brieux (1) a récemment attiré l'attention sur ces agissements, en ce qui concerne les syphilitiques ; mais ceux-ci sont loin d'être les seuls coupables : je veux citer seulement — entre autres cas par moi rencontrés — celui particulièrement navrant d'une jeune femme, mariée par surprise à un épileptique et qui, à l'heure actuelle, enceinte et désabusée, évolue rapidement vers la folie.

Le médecin assiste à de telles unions ; il en connaît tous les périls ; quelles déceptions cruelles et quels drames elles doivent fatalement engendrer ; quels rejetons débiles seront produits ; mais il n'a pour les combattre que de vaines remontrances ; implacablement désarmé, il n'a pas même la ressource

---

(1) Brieux. *Les Avariés*, pièce en 3 actes, interdite par la censure. P.-V. Stock, éditeur. 1902.

d'une dénonciation ; le secret professionnel s'y oppose formellement ; le Pr Brouardel est catégorique à cet égard ; il a soin de spécifier que le secret est dû pour « toutes les maladies réputées héréditaires (1) ».

De nombreux médecins se sont émus d'une telle situation et ont cherché à y remédier. Quelques-uns, pleins d'ardeur combative, se sont déclarés prêts à violer le secret plutôt que de laisser s'effectuer des mariages criminels. Le Dr Gaide, notamment, s'exprime ainsi (2) : « Qu'un de nos clients, rongé par une de ces syphilis constitutionnelles qui résistent à tout traitement, ne craigne pas de solliciter la main d'une jeune fille pure et qui fait la joie de sa famille ; que le père de cette jeune fille vienne avec confiance vous demander s'il peut, en toute sécurité, la donner à l'homme qui va la souiller au premier contact et qui, pour toute consolation, lui laissera des enfants infectés de leur père, devrons-nous répondre par un silence qui peut être mal compris, et nous rendre ainsi com-

---

(1) Brouardel. *Loc. cit.*, p. 241.
(2) Gaide. *Gazette des hôpitaux*, 1863.

plices d'un mariage dont les fruits seront si déplorables ? Je ne le crois pas ; et, pour ma part, je le déclare, jamais je ne me sentirai le courage d'obéir à la loi en pareille circonstance ; ma conscience parlerait plus haut qu'elle et, sans hésiter, je dirais : non, ne donnez pas votre fille à cet homme. Je n'ajouterais pas un mot, j'aurais la prétention de ne pas avoir trahi mon secret ; et si, par impossible, la peine prononcée par l'article 378 m'était appliquée pour ce fait, j'en appellerais à tous les pères de famille, et, la tête haute, je plaindrais le tribunal qui se serait cru autorisé à me punir d'avoir préservé d'une infection presque certaine une femme et sa génération tout entière. »

Des esprits très éclairés comme Juhel-Renoy, Tardieu, Amédée Latour, Brochin, Legrand du Saulle approuvent dans une large mesure le Dr Gaide.

Mais, avec le Pr Brouardel (1), je ferai remarquer que le Dr Gaide — poussé par son très compréhensible et très noble enthousiasme — proclame le mépris d'une loi ; et

____

(1) BROUARDEL. *Loc. cit.*, p. 44.

dès lors — raisonnablement — nous ne saurions adopter sa méthode. Notre opinion
donne aux sentiments du D' Gaide une entière
approbation ; il nous paraît éminemmemt fâcheux que le médecin n'ait pas légalement le
droit de veto dans les mariages. Que ceux
qui n'approuvent pas le code luttent pour
qu'on le modifie ; mais ce serait rendre à la
société un fort mauvais service que de transgresser les lois qu'on juge mal faites ; car
« nul n'est assez sûr de lui-même pour mettre sa conscience à la place de la loi (1) ».

Le P' Brouardel (2) préconise un strata-
gème auquel il eut recours avec succès :

« Un jour, dit-il, il m'est arrivé de faire
rompre un mariage en éveillant les préoccu-
pations financières du père de la fiancée. Le
futur gendre avait la syphilis, je n'étais pas
sûr de le convaincre et d'arrêter le projet
d'union ; sa carrière dépendait de son futur
beau-père, les familles avaient conclu plus
que lui-même. Je ne pouvais arrêter les
démarches de sa propre famille sans révéler

____

(1) Bruno Lacombe. *Loc. cit.*, p. 20.
(2) Brouardel. *Loc. cit.*, p. 49 et 50.

le secret de mon malade. Je fis remarquer au père de la fiancée que son gendre n'apportait que les espérances d'une belle carrière, qu'il y avait lieu de demander au futur de contracter une assurance sur la vie proportionnée à la dot de la jeune fille. Le père de celle-ci accepta, il exposa sa volonté en ce sens. Le jeune homme ne voulut pas se soumettre à une épreuve dont il ne pouvait ignorer l'issue : le projet fut rompu. » Et le Pr Brouardel ajoute en note (1) : « Après avoir lu ce passage dans les *Annales d'hygiène,* un docteur de Paris m'écrit et me fait remarquer que, contrairement aux règles que j'établis, j'ai, dans ce cas, non pas livré le secret de mon client, mais trahi sa confiance en faisant rompre son mariage et en utilisant son secret au profit d'autrui.

« Je ne le nie pas, mais..., etc... »

Tout bien considéré, les observations de ce docteur de Paris semblent parfaitement justes ; le procédé du Pr Brouardel ne paraît pas recommandable ; car tout en respectant la loi dans son texte il en méconnaît l'esprit et

---

(1) BROUARDEL. *Loc. cit..* p. 5o.

constitue, sans aucun doute, une violation du secret professionnel. C'est un très ingénieux expédient ; mais ce n'est qu'un expédient ; et, notons-le bien, pour que l'éminent Pr Brouardel se soit trouvé réduit aux expédients, il faut vraiment que l'honnêteté et le code aient — en la circonstance — des exigences incompatibles.

Devant l'absence de garantie dans le mariage, se pose le problème du certificat de santé. Ne soyons pas à plaisir nos propres dupes et ne nous grisons pas de nos qualités intellectuelles jusqu'à méconnaître notre morphologie. Considérons froidement que nous constituons une espèce animale ; et, puisqu'on accuse notre race de dégénérer, essayons d'appliquer à son amélioration quelques principes d'élevage ; réglementons la fécondité. S'il paraît vraiment difficile d'établir des lois positives : « Telle constitution s'alliera à telle autre, etc., » il semble qu'on puisse fort bien dire : « Un individu ne se mariera pas s'il est syphilitique, rachitique, etc., et s'il ne présente pas telle ou telle garantie de bonne santé. »

Somme toute, pour avoir droit d'exercer

dûment la haute fonction de générateur, on devrait produire un certificat de bonne santé comme on en produit aujourd'hui pour le moindre emploi. Le postulant au mariage devrait présenter à l'autorité civile un certificat médical, absolument comme il présente à l'église un billet de confession; celui-ci constate que l'âme est saine; l'autre attesterait la bonne constitution du corps.

Cette idée d'un certificat médical avant le mariage défendue en France par M. Cazalis, dans son livre *La Science et le Mariage* (1), et présentée à l'Académie par le Pr Pinard (2) ne réunit d'ordinaire que des oppositions. Le Pr Morache (3), notamment, estime que « son application n'empêcherait pas les refusés du mariage de procréer illégitimement ».

Sans doute, il se trouvera des refusés du mariage qui procréeront illégitimement ; mais, on peut prévoir cependant que beaucoup ne procréeront pas ; il n'est pas de lé-

---

(1) H. CAZALIS. *La science et le mariage.* Paris, 1900.

(2) *Académie de médecine,* 12 juin 1900.

(3) G. MORACHE. *La profession médicale, ses devoirs, ses droits,* 1901, p. 234.

gislation qui puisse prétendre à un résultat absolu ; les lois qui punissent les assassins ne suppriment pas les assassinats, mais les diminuent ; les lois qui frappent les voleurs n'arrêtent pas les vols, mais les font plus rares ; en matière de sociologie, toute amélioration est un succès.

Aussi, l'argument du Pr Morache n'est-il pas décisif. Il est une objection plus puissante qu'invoquent constamment les auteurs, à laquelle ils se cramponnent de toute leur énergie : c'est le secret médical. Le certificat avant le mariage n'en serait-il pas une éclatante violation ?

Ici encore, par conséquent, nous trouvons le principe du secret professionnel barrant la route aux progrès sociaux.

Bien mieux, dans quelques circonstances particulières, le médecin, par le silence auquel il est astreint, favorise les entreprises criminelles, contribue à leur succès.

Constamment, des avortements sont pratiqués avec une incroyable désinvolture, sans que les opérateurs — entièrement incompétents — éprouvent la moindre inquiétude sur les suites de l'intervention ; car, à la moindre alerte, ils auront recours au médecin, et celui-ci, d'une part, ne dénoncera pas la femme et, d'autre part, la guérira.

Or, pour qu'un avortement réussisse, il ne suffit pas que l'œuf soit expulsé de l'utérus, mais il faut que les manœuvres abortives ne déterminent aucune infirmité, que la femme demeure absolument saine et solide. La piqûre des membranes ou la dilatation du col sont des procédés très simples et vraiment à la portée des moins expérimentés ; c'est l'œuvre des « *faiseuses d'anges* » ; les soins consécutifs sont délicats ; ils constituent la partie vraiment pénible de l'avortement et sont journellement imposés au médecin.

Un chirurgien des hôpitaux de Paris a bien voulu me communiquer que, dans son service, il eut récemment à soigner — en un laps de temps très court — une dizaine de femmes, provenant toutes d'une même maison où toutes elles avaient subi l'avortement. Les femmes furent guéries et, malgré le généreux étonnement de l'interne, le secret dut être gardé.

En vérité, le corps médical, en assurant aux avorteuses la guérison et l'impunité, se rend leur complice et favorise l'extension de pratiques déplorables. Les choses changeraient infailliblement si les médecins annonçaient qu'en cas d'avortement, ils ne refuseront pas leurs soins, mais se porteront dénonciateurs; les « *faiseuses d'anges* », obligées désormais de ne réclamer aucun concours scientifique, livrées à leurs seules et maigres connaissances, témoigneraient d'une insouciance moins complète; et les mères désireuses d'avortement, plutôt que de se risquer en des mains inhabiles, laisseraient évoluer leurs grossesses.

D'ailleurs, je ne crois pas sortir de la vérité en disant que le médecin qui — sous prétexte de secret professionnel — ne dénonce pas l'avortement criminel dont il a eu connaissance, loin d'observer la loi, la transgresse; je rappelle que, d'après l'article 30 du Code d'Instruction criminelle, « toute personne qui a été témoin d'un attentat contre la vie d'un individu est tenue d'en donner avis au ministère public ». Or, l'avortement est un assassinat.

*
* *

La société, en échange de la coopération des individus, s'engage à établir pour tous des conditions d'existence satisfaisantes et à protéger chacun contre les dangers d'autrui. Or, le secret médical l'oblige à faillir à ses engagements ; elle ne peut enrayer la maladie ; elle assiste. sans force, à la dégénérescence des races et à la dépopulation.

Si l'on pose en principe ce fait qui ressort indéniable de l'étude des lois morales et de leur genèse qu'il n'y a pas de morale en soi, que les lois morales sont créées et modifiées par la société à mesure que ses besoins s'affirment et se précisent, et qu'il n'y a qu'une seule morale, la morale sociale, nous pensons que l'on doit repousser le secret médical comme immoral. Ne nous payons pas de mots, et disons, en toute franchise, que le secret médical — philosophiquement — est une malhonnêteté ; que cette malhonnêteté est effectuée par deux complices, le malade et le médecin, et qu'il est vraiment singulier que la société, par ses lois, assure le libre fonctionnement d'une malhonnêteté dont elle est la victime.

De quelque côté qu'on l'examine, le secret

médical apparaît comme néfaste à la société ;
il semble que les mesures qu'on prendra pour
enrayer la maladie seront constamment insuf-
fisantes si l'on ne remonte pas résolument à
la source du mal ; en présence de la dépopulation et de la dégénérescence dont les
savants nous menacent, l'urgence s'impose ;
et, ce qu'il faut, c'est effondrer à jamais le
déplorable principe du secret médical.

En vain protestera-t-on que — grâce au
secret médical — bien des malades recourent
à la compétence du médecin qui — s'ils n'é-
taient pas assurés d'une discrétion parfaite —
laisseraient leur mal s'aggraver sans essayer
aucune thérapeutique. C'est là une opinion
fort accréditée, ainsi qu'en témoigne un arrêt
de la Cour de Grenoble (1) : « L'orateur du
Gouvernement disait qu'on devait considérer
comme un délit grave des révélations qui
souvent ne tendent à rien moins qu'à com-
promettre la réputation de la personne dont
le secret a été trahi, à détruire en elle une
confiance devenue plus nuisible qu'utile, à
déterminer ceux qui se trouvent dans la même

____

(1) Cour de Grenoble, 23 août 1828.

situation à mieux aimer être victimes de leur silence que de l'indiscrétion d'autrui... »

Cet argument, s'il était étayé sur des bases sérieuses, serait au secret professionnel un soutien des plus solides ; et, soucieux d'amélioration sociale, nous nous garderions bien de le négliger.

Mais, d'une part, il semble méconnaître la plus élémentaire psychologie humaine : il ne compte pas que la soif de vie — d'une intensité si puissante — est capable d'étouffer tout autre sentiment ; et que, chaque jour, des ennemis acharnés de la médecine et des médecins, discoureurs éloquents et convaincus, réclament le secours de la science pour le plus léger malaise, au mépris de leurs déclarations antérieures.

D'autre part, il paraît reposer sur une regrettable confusion. Pour que la réputation des malades fût compromise, il faudrait que le corps médical eût abandonné toute discrétion et livré à la publicité les détails de sa clientèle. Alors peut-être — à moins d'absolue nécessité — les malades éviteraient-ils de recourir aux praticiens. Mais, je ne comprends pas comment la réputation d'un malade pourrait souffrir, si le corps médical ne faisait que rendre ses comptes à des pouvoirs compétents préalablement désignés et astreints au silence.

Il sied en effet, pour éviter les malentendus, d'établir une distinction formelle entre le secret médical et la discrétion professionnelle. En souhaitant l'abrogation de l'un, nous prétendons n'atteindre l'autre en aucune façon ; car la suppression du secret médical ne nous paraît s'imposer qu'à la condition d'être utile à la société ; c'est dans ce cas seulement qu'elle est morale ; notamment, il importe qu'aucun secret ne subsiste devant les autorités sociales capables d'interventions bienfaisantes ; mais, sous prétexte de secret aboli, un praticien ne se croira jamais autorisé à déshabiller ses malades au cours des conversations intimes et veillera à ne satisfaire aucune curiosité malsaine. Les scandales, quoique toujours éphémères, sont toujours dangereux : il faut les éviter.

La discrétion professionnelle est un devoir indiscutable, nécessaire, d'autant plus impérieux que les susceptibilités à ménager sont plus vives ; elle est une garantie sans laquelle

les bourgeois — éternellement esclaves du
« *qu'en dira-t-on* » — se feraient peut-être
moins soigner ; et, à ce titre, elle mérite
d'être respectée, quels que soient ses inconvénients.

Car elle a des inconvénients: et notamment,
en maintenant l'affection ignorée du public
et de l'entourage du malade elle entrave dans
une certaine mesure la thérapeutique nécessaire : le malade accepte d'ingérer de nombreuses drogues, mais, dans le but de la
dissimulation, refuse de modifier son alimen-
tation ou son genre d'existence, pour l'excel-
lente raison qu'un tel changement équivau-
drait à un aveu. Un blennorrhagique avale
sans difficulté de grandes quantités de santal,
mais ne consent pas à remplacer l'alcool de
ses repas par du lait ; il ne veut pas non plus
suspendre ses rapports conjugaux.

Un poitrinaire prend volontiers des léci-
thines et des arsenicaux, mais repousse toute
médication gaïacolée dont l'odeur est révé-
latrice et continue à fréquenter les ateliers et
les salons.

Or, les médicaments guérissent mal, lorsque l'hygiène est défectueuse.

D'ailleurs, je tiens à noter qu'actuellement de nombreux médecins, très respectueux du secret médical vis-à-vis des pouvoirs publics, ne se font aucun scrupule de distraire leurs familles en leur narrant les événements de la clientèle ; c'est là une curieuse et fréquente inversion de la conscience ; le rapport fait au Corps législatif à propos de l'article 378 du Code pénal regrette que « la délicatesse des dépositaires de secrets ne rende pas inutile la loi proposée », et fait allusion à ceux qui « sacrifient leurs devoirs à leur causticité, se jouent des sujets les plus graves, alimentent la curiosité par des révélations indécentes, des anecdotes scandaleuses... »

Par l'article 378, le législateur a voulu empêcher les praticiens de commettre par leurs bavardages des indiscrétions presque continuelles ; l'article 378 n'a eu dans ce sens aucun effet appréciable ; mais il a permis au corps médical de garder vis-à-vis des pouvoirs sociaux un mutisme constant et d'acquérir dans la collectivité une situation indépendante jusqu'à l'excès.

CHAPITRE III

L'ÉVOLUTION BIENFAISANTE

La suppression du secret médical qui paraît s'imposer comme un puissant moyen d'amélioration sociale ne peut être effectuée du jour au lendemain par une loi. On n'arrivera à une suppression réelle que graduellement, sagement, sans froisser aucune opinion, en aiguillant de ce côté l'éducation des masses.

Il convient d'enseigner au peuple que le procédé du secret médical supprime toute garantie dans les rapports sociaux et que, dès lors, il n'a même pas l'excuse de satisfaire l'individualisme mais se trouve en profond désaccord avec lui. Il est facile en effet de montrer qu'actuellement le premier malade venu peut, grâce à la complicité légale d'un médecin, dissimuler son affection et tromper la société ; que, conséquemment, le plus fin dupeur peut être dupé à son tour. Un père de famille marie son fils malade sans que la fiancée s'aperçoive de la supercherie ; fort bien : voilà un homme très entendu en affaires. Mais lui-même n'est en aucune façon assuré d'avoir choisi une bru solide.

Il faut enseigner au peuple que le véritable intérêt individuel commande la protection de chacun contre autrui ; qu'il n'y a pas d'individualisme intelligent en dehors de la morale sociale et que la suppression du secret médical est une des exigences de cette morale.

Il suffit, pour s'en rendre compte, de considérer certaines agglomérations savamment organisées qui n'admettent aucune sorte de secrets vis-à-vis des autorités ; notamment, dans les lycées, le proviseur assiste souvent à la visite du médecin ; en tous cas, il est avisé chaque jour des affections survenues parmi les élèves et fait exécuter aussitôt les mesures propres à enrayer la maladie.

Dans les casernes, le commandant est très strictement mis au courant de l'état sanitaire ; et, grâce à cette vigilance constante — en dépit de l'encombrement souvent énorme et de l'installation précaire — les épidémies ont vite fait d'y avorter.

Par comparaison, dans l'énorme agglomération sociale, la scrupuleuse déclaration des maladies permettrait de les mieux connaître, d'apprécier plus exactement leurs procédés de développement et d'engager contre elles une lutte vraiment efficace.

Toutes les personnalités placées à la tête des groupements humains et comme telles chargées d'initiatives et responsables, devraient être averties lorsqu'une affection paraît sur leur territoire : le chef de famille pour les siens, lorsqu'il y a cohabitation, le patron pour ses ouvriers, des commissions d'hygiène pour la société tout entière. Le chef de famille, le patron et les commissions d'hygiène auraient pour mission de veiller à l'exécution des mesures prophylactiques et thérapeutiques convenables.

Lorsque le peuple aura compris les dangers du secret médical et les avantages de son abrogation, il faudra l'amener à y renoncer. Or, nous avons montré que le secret médical trouve son origine dans l'inquiétude du malade, soucieux d'échapper au discrédit moral et à la sélection. Si donc les mœurs étaient assez douces et intelligentes pour s'adapter aux événements et aux individus sans léser ni décourager personne, le secret médical n'aurait plus de raison d'être et s'effacerait.

Dès lors, il faut pousser le peuple dans cette idée qu'une affection n'est jamais humiliante, eût-elle pour siège ces organes que nos ancêtres appelaient sacrés et que — par une singulière mentalité — nous appelons honteux. Cette déplorable notion de maladies honteuses avec tout le cortège de railleries et de dégoûts qu'elle entraîne jouit d'un grand crédit; le pharisaïsme l'entretient. Il est tout à fait normal qu'elle figure dans la déontologie du chanoine Moureau (1); mais, il est attristant que des esprits distingués s'y arrêtent; je relève, par exemple, dans un arrêt de la cour de Grenoble (2): « Attendu que le devoir du silence doit être surtout rigoureusement observé lorsqu'il s'agit de médecin ou de chirurgien, de maladie dont la nature honteuse ne pourrait être publiée

____

(1) *Le médecin chrétien. Leçons pratiques de déontologie médicale*, par le chanoine Moureau et le Dr Levraud. Paris, Lethielleux, 1901, p. 126. « Ajoutons, qu'en plus d'une circonstance, la révélation des causes de la mort de l'assuré (maladie héréditaire ou de nature honteuse, etc...). »

(2) Cour de Grenoble, 23 août 1828.

sans porter atteinte à la réputation des personnes et à l'honnêteté publique » et plus loin : « Attendu que l'on ne peut contester que les médecins, les chirurgiens appelés en témoignage doivent, comme les avocats, comme toutes les personnes soumises à l'empire de la loi, déclarer à la justice tout ce qui est à leur connaissance autrement que comme dépositaires par état des secrets confiés à l'occasion d'événements extraordinaires, ou de maladies cachées, de maladies honteuses... »

Ces deux passages d'un même jugement montrent que le terme de maladie honteuse, loin d'être une erreur du magistrat, semble l'expression parfaite de ses sentiments. Il est notoire, d'ailleurs, que l'idée de maladies honteuses est développée au maximum dans les classes supérieures de la société ; les familles qui constituent ces classes vivent isolées et constamment soucieuses des bienséances et de la distinction. Pour elles, tout ce qui touche à la simplicité de la vie familiale doit être caché ; les souffrances de l'intimité ne s'étalent pas comme dans la populace, mais se dissimulent ; et ce sont ces classes supérieures qui tiennent le plus au secret médical.

Pour détruire toutes ces erreurs, il faut montrer au public que nous ne sommes en aucune façon responsables de nos maladies. La constitution et le tempérament dont nous sommes lotis sont la résultante d'influences ancestrales intimement combinées et modifiables seulement par les forces qui nous entourent ; ces forces, cosmiques ou vitales, en tous cas éminemment mobiles, pétrissent les générations et créent entre elles des différences que l'hérédité transmet : le froid, le soleil, la misère, les infiniment petits nous enlacent de leurs actions enchevêtrées ; de sorte que, sous nos dehors autonomes, nous ne représentons qu'une synthèse de forces étrangères, maîtresse absolue de notre vie ; et, toutes nos manifestations — celles mêmes qui nous paraissent les plus personnelles — trouvent leur source dans ces forces qui nous dominent.

On montrera la vie sociale modifiant les races par ses exigences et ses nécessités. On la montrera responsable de toutes les misères et de toutes les plaies, obligée d'entraver la sélection brutale — on ne tue pas les blessés après la guerre — et d'alléger les souffrances par tous les moyens.

Pour l'éducation du peuple, il paraît prudent de ne pas trop compter sur les conférences ; les conférences sont à la mode mais effraient le peuple ; il vaut mieux aller à lui dans les endroits qui lui sont chers et l'instruire doucement, sans qu'il s'en doute : par la presse quotidienne dont les voies de pénétration sont infinies ; par le roman ; par la scène ; à ce titre, l'effort tenté par quelques-uns au théâtre est des plus louables et mérite d'être chaudement encouragé. Il est certain qu'à force de leçons substantielles et claires, le peuple acquerra l'exacte notion de ses devoirs et se constituera, en quelques idées précises, une espèce de catéchisme social.

*
* *

A côté de l'éducation du peuple, s'impose pour l'abrogation du secret professionnel l'éducation du monde médical. Ce ne sera pas la tâche la moins utile ni la moins lourde.

Car, les médecins — pour la plupart — s'illusionnent étrangement sur leur rôle social ; volontiers, ils s'imaginent n'avoir d'autre charge que celles communes à tous les citoyens ; et, lorsqu'ils ont satisfait au service militaire et payé l'impôt, souvent, oublieux des bienfaits reçus, ils se préoccupent seulement de former une clientèle abondante et lucrative.

Or, le médecin, par la délicatesse de ses fonctions et l'importance de sa responsabilité, occupe un rang social éminemment supérieur dont il est — à juste titre — orgueilleux. Et vraiment, il ne peut méconnaître par quelle constante sollicitude la société l'a porté si haut dans son sein. La société, toujours riante aux travailleurs, offre ses hôpitaux et construit des facultés pour que la jeunesse laborieuse — conviée en foule — vienne y cueillir la science.

Et ces trésors de science que les maîtres ont pour mission de transmettre aux intelligences nouvelles sont l'œuvre prestigieuse de toutes les sociétés éteintes, poursuivant au travers des temps — du même effort ininterrompu — la même conquête : l'amélioration sociale.

Le médecin n'a pas le droit de se soustraire à l'effort commun ; et, d'ailleurs, la société — en réservant l'exercice de la médecine à ceux qu'elle a diplômés docteurs — s'affirme la maîtresse ; par cette estampille, elle entend spécifier que le médecin est son œuvre et qu'il lui appartient. Il faut convaincre le médecin de la portée de ses devoirs sociaux, l'assurer qu'il est un serviteur spécialisé de la société, qu'il est véritablement délégué par elle au service de l'hygiène et de la santé et qu'il lui doit, non pas de se retrancher dans un mutisme commode, mais de rendre des comptes. Le secret médical empêche le médecin d'étendre son champ d'action au-delà du malade même ; de sorte que, dans l'état actuel, les objurgations du praticien, si pressantes soient-elles, sont dépourvues d'autorité. Il faut que le médecin puisse intervenir efficacement et dénoncer les dangers sociaux avec clarté, sans embarrasser sa conscience de sophismes ; il doit pouvoir donner, non pas seulement des conseils, mais, au nom de la société, des ordres.

Enfin, le corps médical, lui aussi, devra se pénétrer d'idées grandes et généreuses et

repousser avec une énergie non équivoque
la conception de maladies honteuses. C'est un
souhait qu'il est nécessaire de formuler ; car,
par suite de circonstances spéciales, nous
avons coudoyé d'une façon particulièrement
intime, dans notre vie d'étudiant, nombre de
camarades ; nous avons saisi sur le vif bien
des paroles et bien des faits, et nous avons
le devoir de le dire quelque incroyable que
cela paraisse, parce qu'il y a là un péril social :
un nombre considérable d'entre eux entrent
dans la carrière médicale avec une prévention
réelle contre les syphilitiques. C'est le symp-
tôme d'une éducation imparfaite qu'il faut
modifier.

*
* *

A mesure que l'éducation pénétrera l'esprit
des foules, le peuple échangera chacun de
ses préjugés — entraves du progrès — contre
des conceptions raisonnables ; et bientôt, il
considérera toutes les maladies du même
regard tranquille, comme des accidents simplement fâcheux. Alors, le malade verra que
son propre intérêt et l'intérêt général, en con-
cordance parfaite, exigent l'intervention des

autorités sociales ; il comprendra que le rôle
du médecin n'est pas de s'attarder stérile-
ment auprès de chaque individualité, mais,
par une savante et sincère collaboration avec
les pouvoirs compétents, de réaliser dans la
société une prospérité réelle. Il comprendra
également quelle distinction capitale diffé-
rencie la tâche de l'avocat de celle du médecin. Tous deux, incontestablement, ont dans
la société des rôles de protection. Mais l'un
est intimement lié à son client : il le défend,
il le représente, il se substitue à lui devant
les tribunaux ; il est vraiment son serviteur.
Le médecin, au contraire, jouit vis-à-vis du
malade d'une indépendance absolue ; c'est au
nom de la société qu'il intervient ; il est le
serviteur de la société. Et c'est pourquoi, pour
détruire toute équivoque, il serait infiniment
plus logique que le médecin fût payé par la
société et non par le malade.

Par l'éducation du peuple et par l'éducation des jeunes médecins, le secret médical,
néfaste à la société, s'acheminera lentement
vers sa perte ; la déclaration obligatoire des
maladies, la réglementation du mariage, l'é-
vacuation d'office sur les hôpitaux, toutes ces

mesures merveilleusement adaptées aux idées nouvelles s'installeront sans soulever aucune protestation.

D'ailleurs, sans qu'on s'en rende compte, et quoique le principe conserve toute son austérité, quelques usages ont déjà pris racine qui sont en complète opposition avec le secret médical. La société construit en pleins centres de nombreux hôpitaux dont les portails largement ouverts sont accueillants pour tous. Ceux qui vont y chercher des soins ne renoncent-ils pas au secret médical? leur venue à l'hôpital, au milieu de gens connus, du même quartier, n'est-il pas un aveu d'infériorité?

Bien mieux, la société possède des hôpitaux spéciaux : asiles pour épileptiques, sanatoria pour tuberculeux, maternités, etc., qui tous portent le diagnostic en plein fronton. Ceux qui s'y abritent ne font-ils pas l'abandon complet de leur droit au secret médical?

Dans un autre ordre d'idées, les conseils médicaux qui fonctionnent à l'entrée des administrations, du fait qu'ils opèrent un triage parmi les postulants, violent sans cesse le secret médical, car il est de notoriété publique que les éliminés sont des inférieurs.

Dans ce sens également, l'avis des conseils de revision équivaut à un brevet de déchéance physiologique ou de santé. Qui donc pense à s'en révolter.

Enfin, la loi du 30 juin 1838, en plaçant les asiles d'aliénés sous la direction presque immédiate des préfets, et en ordonnant la communication à ces préfets des dossiers médicaux concernant tous les internés, semble méconnaître le principe du secret médical.

De la même façon — et fort heureusement — la nouvelle loi sanitaire (1), promulguée le 15 février 1902, porte au secret professionnel une atteinte très énergique : cette loi qui, par ses articles 3 et suivants, complètera certaines dispositions de la loi du 30 novembre 1892, et notamment l'article 15, rend obligatoire pour les docteurs, officiers de santé et sages-femmes la déclaration des cas de maladies épidémiques (art. 5), et prescrit la désin

____

(1) **Voir** dans la *Presse médicale* du 7 décembre 1901 le « rapport fait au nom de la commission d'hygiène publique chargée d'examiner le projet de loi adopté avec modifications par le Sénat, ayant pour objet la protection de la santé publique » par M. Borne, député.

fection des locaux contaminés (art. 7). En outre, par son article 27, elle décide que « sera puni des peines portées à l'article 471 du Code pénal quiconque aura commis une contravention aux prescriptions des règlements sanitaires prévus aux articles... » La loi de 1892 ne comportait aucune sanction ; la nouvelle loi, en établissant une pénalité précise, fait une remarquable innovation.

La loi du 30 juin 1838 et celle du 15 février 1902 forcent le médecin à déroger au secret professionnel.

De telles méthodes sont d'un bon augure pour l'abrogation complète de ce principe.

Il appartient à ceux dont la parole est convaincante de se mettre à l'œuvre. Et souhaitons que dès maintenant, pour montrer le chemin aux jeunes esprits, nos maîtres — dans leurs livres de déontologie et dans leurs conférences — prennent le soin de spécifier que le secret médical n'est pas un principe éternel ; qu'il est une concession regrettable aux idées fausses actuellement en cours et que son avenir est de disparaître, lorsque les foules, mieux instruites, comprendront mieux leurs intérêts.

Les praticiens peuvent être convaincus que leur dévouement et leur compétence leur assureront toujours « la confiance et la considération nécessaires » bien mieux que le secret médical, lequel — philosophiquement — n'a que la valeur d'un compromis. Il restera enfin, pour le grand honneur des médecins, le secret médical vis-à-vis du malade lui-même; lequel, bien manié, n'entrave en aucune façon l'œuvre de prophylaxie et peut aider puissamment à la guérison ; cette attention répond à un sentiment d'une incomparable délicatesse.

TABLE DES MATIÈRES

CHARTRES. — IMPRIMERIE DURAND, RUE FULBERT.

www.ingramcontent.com/pod-product-compliance
Ingram Content Group UK Ltd.
Pitfield, Milton Keynes, MK11 3LW, UK
UKHW022117170726
13837UKWH00003B/1239